AF298007

CONVIENT-IL D'INTERDIRE

L'EMPLOI

DES VOMITIFS ET DES PURGATIFS

EN TEMPS DE CHOLÉRA?

PAR LE DOCTEUR ESCALLIER,

Ex-interne des hôpitaux et de la Maison nationale de santé,
Lauréat des hôpitaux (médaille d'argent), lauréat de l'Ecole pratique (1er prix),
Membre de la Société anatomique.

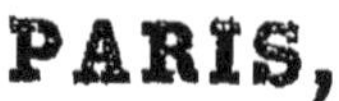

PARIS,

TYPOGRAPHIE ET LITHOGRAPHIE FÉLIX MALTESTE ET Cᵉ,
Rue des Deux-Portes Saint-Sauveur, 18.

1849

PUBLIÉ PAR

L'UNION MÉDICALE,

Journal des intérêts scientifiques et pratiques, moraux et professionnels
du corps médical.

CONVIENT-IL D'INTERDIRE

L'EMPLOI

DES VOMITIFS ET DES PURGATIFS

EN TEMPS DE CHOLÉRA?

Depuis cinq mois environ que le choléra règne à Paris, on entend dire partout : il faut s'abstenir de tel ou tel aliment, de tel ou tel remède, éviter les bains et surtout ne pas se purger, sous peine de *se mettre le feu dans le sang* et de s'exposer à l'invasion de la maladie. J'ai vu un grand nombre de personnes, les unes offrant les signes non équivoques d'un embarras gastrique, d'autres en proie à un malaise général, quelques-unes sous l'influence d'une hypérémie cérébrable, demeurer plusieurs semaines dans la même position et ne rien faire pour la modifier ; plusieurs d'entr'elles avaient vu un médecin ; il leur avait conseillé d'attendre et de n'avoir recours à aucun moyen actif : du repos de corps et d'esprit, une diminution dans les alimens, une infusion adoucissante ou légèrement aromatique, et surtout pas de bains ni de purgation, tels étaient en résumé les conseils donnés à ces divers malades. Puis, inquiets de ne voir survenir aucune amélioration dans leur état, surtout en présence du fléau qui sévissait cruellement, ils se décidaient à venir chercher l'avis d'un autre médecin, avis que souvent ils hésitaient à accepter, étant prévenus d'avance contre l'emploi de toute médication énergique. En face d'un pareille persuasion inculquée aux malades par des praticiens souvent recommandables par leur âge et par leur expérience, on comprend combien est difficile la position du jeune médecin qui a puisé dans les leçons d'un maitre habile, dans ses études cliniques ou dans ses méditations une croyance tout opposée. Que des médecins jouissant d'une réputation bien méritée, que, par exemple, MM. Delaroque et Monod (je me permets de citer ces messieurs parce que je connais leur opinion sur la question), conseillent l'emploi d'un vomitif et d'un purgatif; ce remède, quelque singulier, quelque contraire aux opinions générales qu'il puisse paraître au malade, ce remède passera sous l'autorité de leur nom. Mais il n'en est plus de même pour le jeune praticien; il est rare qu'il puisse commander la confiance d'emblée; s'il émet un avis aussi opposé à l'opinion généralement admise, il est mis aussitôt en état de suspicion légitime, et peut-être ce simple conseil éloignera de lui pour toujours la confiance du malade. Il faut donc à ce jeune médecin une grande force de conviction et un certain degré de hardiesse pour braver ce qu'il croit un préjugé; et, pour risquer les conséquences de cette bravade, il faut qu'il paraisse parfaitement certain du résultat qu'il annonce, et qu'il cherche à faire entrer la persuasion dans l'esprit du malade par des explications à sa portée; d'autres fois il ne peut que chercher à déguiser la nature du médicament qu'il ordonne.

Mais laissons de côté cette considération personnelle, abandonnons le jeune médecin à son malheureux sort, et occupons-nous du malade. Eh bien! je le déclare, cette doctrine de laissez-faire, de laissez-passer, me paraît aussi déplorable en médecine qu'on l'accuse de l'être dans une autre série d'idées. Quoi! c'est quand une horrible épidémie infecte notre atmosphère et jette le désordre dans l'état sanitaire du pays, quand toutes les organisations ressentent le contre-coup plus ou moins éloigné du choc du monstre; c'est alors que la médecine doit s'abstenir et que les malades doivent attendre! Il est juste de dire que l'on s'occupe immédiatement des cas où se manifeste le symptôme diarrhée; mais combien d'états pathologiques, mal définis et sans diarrhée, se sont manifestés depuis l'invasion du choléra? L'expérience n'a-t-elle pas démontré que l'épidémie attaquait de préférence les sujets déjà malades, qu'ils fussent ou non affectés de dérangement intestinal ? C'est au sein des hôpitaux qu'elle a exercé ses premiers ravages, et là ses premières victimes ont été des malades offrant les affections les plus diverses ; d'ailleurs, tout principe épidémique atteint de préférence les sujets dont la force vitale affaiblie par l'âge ou par la maladie ne peut lui opposer qu'un faible résistance. Personne ne le niera. Mais alors la conséquence logique n'est-elle pas de combattre, de combattre même avec plus d'énergie que dans un autre moment toute affection qui survient en temps de choléra, et même des indispositions qu'il eût été peut-être permis de négliger à une autre époque ?

Oui, je le répète, le médecin doit agir ; mais doit-il agir avec tous les moyens qui sont à sa disposition, et dont il use habituellement, ou bien, doit-il en rayer quelques-uns comme inopportuns, comme dangereux ? je veux parler des moyens évacuans, contre lesquels Broussais, du haut de son système, avait lancé, en quelque sorte une bulle d'interdiction. Cet arrêt commande encore à beaucoup de personnes un respect que je déplore ; car, je le déclare, et par expérience, quoique praticien novice (malheureusement la médecine a prodigué l'expérience à tous ses enfans pendant la crise que nous venons de traverser), il n'est pas exact de dire, d'une manière générale, que l'emploi de la médication évacuante offre des dangers en temps de choléra, et surtout qu'il puisse déterminer l'invasion de la maladie. Depuis cinq mois, je le dis sans exagération, j'ai prescrit au moins 40 vomitifs ou éméto-cathartiques, peut-être une centaine de purgatifs, l'ipécacuanha et l'huile de ricin principalement, d'autres fois, les sels neutres, souvent le calomel, quelquefois même des drastiques, de l'eau-de-vie allemande quatre ou cinq fois ; j'ai administré cette médication dans quelques affections aiguës graves (pneumonie, bronchites capillaires, méningites, fièvres typhoïdes), dans des affections inflammatoires légères, et surtout dans certains états pathologiques à formes variables, caractérisés soit par des symptômes d'embarras gastriques, soit par un flux diarrhéique plus ou moins abondant : j'avais en outre plusieurs malades qui faisaient un usage régulier de pilules purgatives, pour combattre une hypérémie cérébrale ou une affection dartreuse. Eh bien ! chez tous ces malades, la médication dont je parle n'a rien produit que les bons résultats que j'en attendais ; une seule fois, *trente grammes de sulfate de magnésie* administrés à une femme affectée d'embarras gastrique ont déterminé une diarrhée bilieuse qui a cédé en deux jours au laudanum ; rien de plus.

C'est donc à tort que l'on vient traiter les vomitifs et les purgatifs de médicamens incendiaires qui peuvent allumer le choléra : je dis plus, je dis que l'emploi de ces médicamens, conseillé à propos, peut être un excellent moyen d'éloigner le fléau menaçant. Cette proposition sera comprise et acceptée, je l'espère, si l'on admet, d'une part, que combattre tous les états pathologiques régnant en même temps que le choléra, c'est disputer au monstre des victimes qu'il a, en quelque sorte, déjà flairées ; et si, d'autre part, je prouve que l'emploi de la médication évacuante est le plus puissant moyen de combattre et de guérir ces états pathologiques. Or, ces affections, qui revêtent des formes très variées, peuvent, au fond, se réduire à deux : 1° L'*embarras gastrique*, caractérisé par un malaise général, de l'anorexie, un état saburral de la langue, de la constipation et une perturbation plus ou moins marquée dans les fonctions nerveuses ; 2° la *cholérine*, consistant dans une diarrhée plus ou moins intense, bilieuse ou séreuse, avec ou sans coliques, avec ou sans nausées et vomissemens, généralement accompagnée de symptômes nerveux à type très varié.

C'est dans le premier de ces états maladifs, si communément observé depuis plusieurs mois, que la plupart des médecins conseillent de ne rien faire ; du repos, des ménagemens, de la diminution dans les alimens, de l'eau de gomme ou de camomille, telle est, en général, leur prescription ; je le demande, est-ce là un traitement suffisant et rationnel ? Quelques malades guérissent ainsi à la longue, mais chez d'autres la prolongation d'un pareil état devient fatale. J'ai pu constater pour un grand nombre de cholériques, que l'invasion du fléau avait été précédée, pendant plusieurs jours, de l'ensemble des symptômes que je viens d'énoncer, et j'affirme que, chez aucun de ces malades, on n'avait tenté de les combattre à l'aide d'un vomitif ou d'un purgatif. La plupart d'entre eux n'avaient fait aucun traitement, d'autres s'étaient gorgés d'infusion de camomille ou de thé au rhum ; quelques-uns avaient consulté un médecin qui leur avait recommandé une sévère expectation et une sainte horreur des purgatifs.

Pour moi, consulté en pareil cas au début de l'épidémie, défiant encore et entraîné par l'opinion générale, je n'osai pas d'abord recourir à la médication évacuante qui me paraissait bien indiquée. Mais voyant que les moyens simples n'amenaient dans l'état des malades aucune modification heureuse, que souvent même cet état s'aggravait, je me déterminai à suivre des indications qui me semblaient précises, au risque de heurter les préjugés du public. Je réussis ; et dès lors je n'hésitai plus à prescrire d'emblée un vomitif ou un purgatif. J'eus souvent, il faut le dire, beaucoup de peine à faire accepter mes conseils, j'éprouvai même deux ou trois fois une résistance invincible ; mais la plupart se rendirent aux raisonnemens que j'employai pour leur démontrer qu'un excès de bile était la cause de leur mal et qu'il leur fallait s'en débarrasser promptement sous peine d'accidens plus graves ; puis, en présence du résultat constamment heureux de la médication, je vis d'autres personnes venir près de moi, pensant, disaient-elles, avoir besoin d'être purgées. Ainsi, j'ai opéré dans beaucoup d'esprits une véritable conversion, et quelquefois même on a voulu aller dans cette voie plus loin que je ne le voulais. C'est, qu'en effet, l'état dont je parle cède avec une admirable rapidité à l'emploi de la médication évacuante ; quelquefois un purgatif suffit ; d'autres fois il faut le répéter, ou bien c'est un éméto·cathartique qui amène mieux et plus promptement l'effet désiré. En résumé, il n'est pas un des nombreux malades (quarante environ) ainsi traités, dont l'état maladif n'ait promptement disparu ; il n'en est pas un non plus chez lequel le choléra se soit développé ultérieurement. J'ajouterai que j'ai soigné le plus grand nombre de ces malades dans le moment où le fléau sévissait avec fureur, au sein d'un quartier où presque chaque maison comptait une ou plusieurs victimes. Evidemment, l'influence cholérique planait imminente. Aussi, plusieurs d'entr'eux veulent-ils absolument que je les aie guéri d'une sorte de choléra interne, et je ne puis parvenir à les convaincre du contraire.

Je passe au second ordre d'états pathologiques dont j'ai parlé, aux diverses variétés de cholérine. Ici tous les médecins s'empressent d'ordonner un traitement ; ce traitement, presque toujours le même, se base sur la seule indication du symptôme ; il s'adresse à l'effet sans s'inquiéter de la cause ; il est destiné à arrêter immédiatement le flux intestinal, et il consiste dans les opiacés et les absorbans ; en un mot, système de compression absolue. Qu'on ne suppose pas que je veuille ôter à ce mode de traitement tout son mérite, que je prétende nier ses bons résultats dans certains cas, ce serait fermer les yeux à la lumière ; et d'ailleurs j'ai moi-même obtenu aussi des succès incontestables ; mais je dis que ces moyens, souvent utiles, sont souvent aussi nuisibles, et que, purement répressifs, ils n'ont fait alors que dissiper la flamme sans éteindre le feu qui reste sous la cendre.

Entre les nombreux faits que je possède, à l'appui de ce que je viens d'avancer, je citerai les suivans qui me paraissent le plus significatifs :

M. D..., négociant, rue Notre-Dame-des-Victoires, était affecté depuis plusieurs jours de douleurs de ventre avec selles diarrhéiques jaunâtres, au nombre de dix à douze par jour, anorexie et malaise général ; je le vois dans cet état le 27 mai et je prescris de l'eau de riz, deux quarts de lavement par jour avec une cuillerée d'amidon et 8 gouttes de laudanum de Sydenham, et la diète. Le 4 juin, la diarrhée avait diminué, elle s'était réduite à trois ou quatre selles bilieuses, mais les coliques étaient plus vives, la langue plus blanche, avec anorexie et nausées. (Potion avec 20 gouttes de laudanum ; mêmes lavemens ; eau albumineuse.) Le lendemain le malade est plus agité, il n'a eu qu'une selle diarrhéique, mais les coliques et les nausées ont encore augmenté. (Huile de ricin, 30 grammes.) Le soir même, il se trouve, dit-il, très dégagé ; il a eu quatre selles diarrhériques noirâtres, faciles, et il n'éprouve aucune colique. (Eau gommée, lavement émollient tous les jours, repos et diète.) Sous l'influence de ce traitement, le malaise disparaît ainsi que l'embarras du ventre, l'appétit revient, seulement il continue d'avoir une et deux selles diarrhéiques le matin ; elles cèdent à quelques prises de sous-nitrate de bismuth et de diascordium, en même temps que les lavemens sont continués pour prévenir la constipation.

On voit que chez ce malade j'ai quelque temps hésité avant de prescrire un purgatif ; c'était, en effet, un des premiers cas de diarrhée réfractaire à l'opium que j'eusse encore observé. A peu près à la même époque et dans une situation plus pressante, je ne pus pas montrer autant d'hésitation. Voici le fait :

Le 3 juin, je suis appelé auprès de M. C..., tailleur, rue Neuve-Bourg-l'Abbé. Je le trouve dans l'état suivant : Face anxieuse et même grippée, teint jaunâtre, langue sale, anorexie complète, soif vive, nausées continuelles, coliques violentes, garderobes séreuses et répétées, pouls petit et fréquent. (Potion avec 15 gouttes d'éther, 20 gouttes de laudanum et 125 grammes d'eau distillée de mélisse, eau albumineuse, quatre lavemens avec 15 gouttes de laudanum, cataplasme laudanisé sur l'abdomen.) A deux heures après midi, l'état du malade avait empiré, quoiqu'il eût pris toute la potion ; la diarrhée était diminuée, mais les coliques étaient plus fortes, les nausées avaient augmenté, des matières bilieuses avaient été vomies, la peau était couverte d'une sueur froide abondante. (Poudre d'ipécacuanha, 1 gr. 20 en deux doses, à dix minutes d'intervalle.) Quatre heures après, je trouve le malade beaucoup plus calme, les nausées ont disparu, les coliques sont moins vives, les garderobes, toujours séreuses, sont moins fréquentes ; une chaude moiteur a remplacé la sueur froide qui baignait tout le corps. (Calomel, dix paquets de 5 centigrammes, un toutes les deux heures.) Le 4 juin, l'amélioration persiste, le malade a un peu dormi ; il ne souffre presque plus du ventre ; on continue 5 centigrammes de calomel toutes les trois heures pendant deux jours ; sous l'influence de ce traitement, les garderobes diminuent et prennent rapidement une coloration verte, puis noirâtre, avec une consistance moins liquide. Le sixième jour, voyant que deux ou trois selles diarrhéiques étaient le seul symptôme qui persistât, j'administrai 1 gramme de diascordium pendant trois jours, et le malade, complètement guéri, put aller passer quelques jours à la campagne.

J'ai vu plusieurs cas de cholérine aussi franche céder avec la même rapidité à l'ipécacuanha et au calomel; mon maître, M. Monod, en a aussi guéri un très grand nombre.

Le fait suivant présente une forme différente des deux qui précèdent, et dans laquelle l'évacuation immédiate me paraît peut-être encore plus impérieusement indiquée.

Mme M..., âgée de 65 ans, concierge, rue Ste-Croix-de-la-Bretonnerie, était depuis plusieurs semaines successivement affectée de constipation avec nausées et violentes coliques sous forme de crises, puis de diarrhée bilieuse, pendant laquelle les coliques étaient nulles. Cette malade était épuisée par la souffrance et les évacuations : l'anorexie était complète. Jusque-là on avait cherché à combattre les accidens par diverses préparations d'opium. Tel fut aussi le premier mode de traitement que je mis en usage au commencement de juin. Voyant bientôt la même série de symptômes se reproduire et la malade s'affaiblir chaque jour, je lui ordonnai de prendre une cuillerée d'huile de ricin immédiatement, d'entretenir les garderobes régulièrement à l'aide de lavemens émolliens et quotidiens, enfin de prendre une cuillerée à bouche d'huile de ricin dès qu'elle sentirait l'approche d'une crise douloureuse. La diarrhée artificielle déterminée par la purgation arrêta en effet les coliques ; elle fut eu outre moins abondante que la diarrhée pathologique habituelle, et, après trois semaines de ce traitement, la malade avait repris ses forces et ses fonctions se faisaient régulièrement.

Une observation analogue m'a été offerte par M. C..., épicier, rue du Ponceau ; seulement la maladie existait depuis très peu de temps et 20 grammes d'huile de ricin ont supprimé sans retour coliques et dévoiement.

Une autre forme de dérangement dans la sécrétion intestinale existe dans le fait suivant :

M. R..., marchand de vins, rue du Faubourg-St-Denis, m'avait présenté, le 3 juin, cette série de symptômes que j'ai rapportés à l'embarras gastrique; 1 gr. 20 d'ipécacuanha administré le soir même où je vis le malade, et trente grammes d'huile de ricin le lendemain matin avaient à peu près dissipé les accidens; toutefois, obligé par sa profession à entendre les histoires de choléra qui émanaient de toutes les bouches, il conserva un certain malaise général ; il éprouvait de temps à autre une sorte de tremblement avec refroidissement passager ; il avait un peu de diarrhée le matin, de l'anorexie avec la langue sale et le fond du teint jaune ; deux purgations successives, l'une avec 0,75 de calomel le 3 juillet, l'autre avec la limonade au citrate de magnésie, le 9 juillet, l'ont en partie débarrassé ; le malade conserve encore un peu d'anorexie, et il est probable qu'une nouvelle purgation sera nécessaire.

La même série d'accidens s'est présentée chez M. P..., tailleur, rue Neuve-St-Eustache ; au début j'avais essayé des opiacés, mais sans succès ; deux purgations avec la limonade magnésienne arrêtèrent le mal ; il parut se reproduire quelques semaines après : une troisième purgation fut administrée et tout fut terminé.

En présence de ces faits, est-il permis de soutenir que l'opium doit régner en souverain, que la médication évacuante doit être proscrite dans la thérapeutique du symptôme diarrhée en temps de choléra ? Ne peut-on pas affirmer, au contraire, que l'opium est souvent insuffisant, que les évacuans sont souvent nécessaires ? S'il en est ainsi, il serait intéressant et utile de rechercher dans quels cas convient l'opium, dans quels cas il doit être remplacé par un vomitif ou un purgatif. Ce travail serait surtout reçu avec reconnaissance par les praticiens des départemens qui sont menacés de l'invasion du fléau, et je me reproche, il faut bien l'avouer, de n'avoir pas recueilli avec un soin assez minutieux des détails qui eussent pu fournir des élémens précis pour la solution du problème. Toutefois, je crois pouvoir établir, comme très probables, les propositions qui vont suivre.

L'opium réussit généralement dans les cas de cholérine franche, c'est-à-dire dans ceux qui sont caractérisés par des selles purement séreuses, très répétées, avec peu de coliques et de nausées, et par une sorte d'horripilation nerveuse avec tendance aux crampes. Il ne réussit pas dans les cas nombreux de diarrhée bilieuse, liée à un état saburral très prononcé, à une teinte jaunâtre de la peau ; diarrhée alternant avec une constipation compliquée de fortes nausées et de coliques souvent très vives. En pareille circonstance, l'opium ne produit qu'un soulagement momentané ; les selles diminuent ou se suppriment, mais l'embarras du ventre et les coliques augmentent, l'appétit devient nul et la diarrhée ne tarde pas à reparaître. Les évacuans, au contraire, sont alors parfaitement indiqués, et leurs effets sont extrêmement rapides ; tantôt, comme je l'ai dit, un vomitif ou un éméto-cathartique est nécessaire au début ; d'autres fois un ou deux purgatifs peuvent suffire. Quelquefois un peu de diarrhée persiste après la suppression des autres symptômes ; de petites doses de diascordium ou de sous-nitrate de bismuth, ensemble ou séparément suivant les cas, triomphent facilement du symptôme retardataire.

Mais faut-il interdire l'emploi des évacuans dans cette forme de cholérine qui cède généralement aux opiacés ? Nullement. L'ipécacuanha, au début, modère et même arrête les garde-robes ; le plus souvent aussi elles se modifient sous l'influence d'un purgatif doux (huile de ricin, sels neutres, calomel) ; de séreuses et blanches elles deviennent plus consistantes, plus foncées en couleur ; elles se répètent beaucoup moins fréquemment ; et s'il est un moment où il devient fort utile d'administrer le sous-nitrate de bismuth et le diascordium, c'est quand la nature et la quantité des évacuations ont subi déjà l'influence de la médication évacuante.

Ainsi donc, d'après mes observations (et j'ai tout lieu de croire que les observations des autres viendront confirmer les miennes), l'opium, en temps de choléra, convient seulement dans certaines formes de flux diarrhéiques ; les évacuans, au contraire, réussissent presque dans tous les cas.

Ce résultat surprendra, sans doute, la plupart des médecins et des gens du monde ; et pourtant est-il au fond bien étrange, et n'est-il pas possible de l'expliquer sans sortir des lois qui régissent le Code thérapeutique ? Je vais suivre la simple filiation des faits, et de cet exposé j'espère faire sortir naturellement le mécanisme de l'arrêt du flux diarrhéique par les évacuans.

Ce mécanisme n'est pas le même dans les deux formes de

cholérine que nous avons considérées. Dans celle qui cède généralement aux opiacés, j'ai dit que le flux intestinal, sous l'influence des vomitifs et des purgatifs, était modifié simultanément dans sa couleur, dans sa consistance, dans sa quantité; mais quelle est l'action physiologique de ces médicamens? C'est de provoquer une diarrhée artificielle qui s'éteint promptement et spontanément. Eh bien! cette diarrhée artificielle se *substitue* à la diarrhée pathologique, c'est une diarrhée thérapeutique, laquelle, en général, disparaît d'elle-même; et si elle se prolonge un peu, elle est fort innocente et cède promtement, comme toute irritation purement sécrétoire des muqueuses, à l'emploi des absorbans et des astringens. C'est absolument ce qui se passe dans la blennorrhagie, dans la conjonctivite, dans l'angine gutturale, où les médicamens irritans et caustiques substituent à l'inflammation pathologique une inflammation thérapeutique qui s'éteint seule ou à l'aide d'une solution astringente. C'est enfin l'application du fameux adage *similia similibus*, adage qui, depuis Broussais, est venu prendre un rang si éminent dans la thérapeutique.

Bien différente est l'action des médicamens évacuans dans cette forme d'irritation gastro-intestinale qui repousse l'emploi des opiacés. Ici les purgatifs provoquent, pendant le temps que dure leur action, la sortie de matières très foncées en couleur, et plus abondantes que celles qui étaient évacuées dans le même temps, le malade dit alors qu'il a rendu beaucoup de bile; l'embarras de l'estomac, les nausées, les coliques disparaissent avec cette évacuation; puis, les selles deviennent plus rares et reprennent promptement la consistance solide. Souvent une véritable constipation ne tarde pas à se manifester et est suivie de la reproduction des accidens, si, pendant un temps plus ou moins long, le malade n'a pas soin d'entretenir par des lavemens émolliens et laxatifs des évacuations régulières; quelquefois aussi un reste d'irritation se traduit par quelques selles diarrhéiques, dont le sous-nitrate de bismuth et le diascordium font rapidement justice. Ce simple exposé ne nous montre-t-il pas d'une manière évidente que la diarrhée ici est l'effet d'une cause étrangère, d'une matière irritante logée dans le canal gastro-intestinal, et qui reste là comme une épine inflammatoire ? Cette matière est probablement la bile en excès. Les nausées, le teint jaune de la peau, la coloration foncée des matières stercorales le démontrent suffisamment. L'indication est bien claire : il faut détacher immédiatement cette épine et en déterminer la sortie ; le purgatif et le vomitif ne font donc ici que remplir leur rôle physiologique, la diarrhée artificielle qu'ils produisent entraîne au dehors du canal intestinal les matières bilieuses qui l'occupaient, et alors *sublatâ causâ tollitur effectus.*

Telles sont mes explications. Qu'elles soient ou non admises, toujours est-il (et c'est le fait le plus important) que je puis établir comme positives, ainsi que je l'ai fait à propos des diverses formes d'embarras gastrique, les deux propositions suivantes : 1° la médication éméto-cathartique employée par moi contre les diverses formes de cholérine, en a constamment amené la guérison, dans plusieurs cas entr'autres qui étaient réfractaires à l'opium ; 2° aucun des malades traités par moi de cette manière n'a été atteint du choléra, et pourtant la plupart subissaient la médication au moment de la plus grande intensité du fléau.

Je suis maintenant en droit de rappeler que l'emploi des vomitifs et des purgatifs constitue le moyen le plus sûr de guérir les deux états pathologiques qui règnent en même temps que l'épidémie cholérique et qui souvent précèdent son invasion ; je suis donc arrivé à la démonstration du fait que j'avais avancé, savoir : que l'emploi judicieux de la médication évacuante, en temps de choléra, loin d'être nuisible, constitue souvent un excellent moyen préservatif.

Et enfin je puis, à la question posée en tête de mon travail, je puis hardiment répondre : Non, il n'est pas bon de proscrire les vomitifs et les purgatifs, j'ajouterai même qu'il faut souvent les recommander.

Je pourrais terminer ici ces considérations; mais je ne résiste pas à la tentation d'expliquer comment on peut raisonnablement concevoir l'influence heureuse des évacuans dans les deux espèces d'affections que j'ai étudiées. Rappelons-nous l'idée que la plupart des médecins se font de la nature du choléra; il consiste dans un véritable empoisonnement opéré par un virus miasmatique, insaisissable et inconnu dans son principe; le mode d'invasion du mal, ses symptômes, sa terminaison fatale, tout l'indique, telle est aussi ma conviction profonde ; s'il en est ainsi, n'est-il pas probable que les affections dont j'ai traité, qui règnent en même temps que la maladie principale, qui précèdent souvent son invasion, sont des atteintes plus ou moins légères, plus ou moins éloignées de ce principe miasmatique? Mais alors la première indication, en cas d'empoisonnement, c'est d'expulser le virus ; et quels agens sont plus puissans que les vomitifs et les purgatifs pour opérer cette expulsion?

Quoi qu'il en soit de cette explication, j'aurai rempli mon but en faisant ce petit travail, si les faits et les réflexions qu'il renferme peuvent empêcher certains confrères de se laisser entraîner, soit par des considérations théoriques mal fondées, soit par des souvenirs d'une autre époque, soit enfin par les préjugés qui règnent généralement, à interdire ou à ménager l'emploi d'agens thérapeutiques dont l'innocence me paraît complète et l'utilité incontestable.

P. S. Je venais de terminer ce travail, lorsque je lus dans le numéro de l'UNION MÉDICALE du 28 juillet 1849 une note du dr Higgins sur la cause de la différence dans l'intensité du choléra à Paris et à Londres ; selon ce médecin, l'atmosphère pesante de Londres, le flux, et le reflux de la marée qui remuent incessamment une masse énorme d'immondices, la saleté et l'ivrognerie des classes pauvres, auraient dû faire craindre de la part du fléau des ravages plus considérables dans cette capitale qu'à Paris; et si le contraire a eu lieu, il l'attribue, d'une part, à la nourriture plus succulente du peuple de Londres; d'autre part, à l'usage très fréquent du mercure administré sous forme de calomel ou de pilules bleues ; et il rapproche ce fait de l'immunité relative des hôpitaux de vénériens. Cette explication du docteur Higgins ne me paraît pas juste ; d'abord un grand nombre de faits, publiés depuis quelque temps, sont venus contredire, de la manière la plus positive, ce qui avait avait été avancé sur cette immunité prétendue des hospices de vénériens ; ensuite, qu'est-ce qui prouve à M. Higgins que les préparations dont il parle et dont j'approuve, du reste, parfaitement l'emploi, agissent plutôt par une action spécifique due à leur nature que par leur action purgative ? Il faudrait qu'il pût démontrer que le calomel agit bien à l'exclusion des autres purgatifs, et que les autres préparations mercurielles non purgatives agissent aussi bien que le calomel. Pour moi, comme je crois avoir montré que les mêmes succès ont suivi l'emploi du calomel, de l'huile de ricin, des sels neutres, je pense que la note de M. Higgins ne prouve pas en faveur de la médication mercurielle, mais en faveur de la médication évacuante.

FIN.

Typographie **Félix Malteste et Cie**, rue des Deux-Portes-Saint-Sauveur, 18.